C000018927

1 MONTH OF
FREE
READING

at

www.ForgottenBooks.com

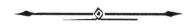

By purchasing this book you are eligible for one month membership to ForgottenBooks.com, giving you unlimited access to our entire collection of over 1,000,000 titles via our web site and mobile apps.

To claim your free month visit:

www.forgottenbooks.com/free399590

ISBN 978-0-666-07393-8
PIBN 10399590

DE LA

MYOPLASTIE

DANS

LA CURE RADICALE DE LA HERNIE CRURALE

DE LA

MYOPLASTIE

DANS

LA CURE RADICALE DE LA HERNIE CRURALE

PAR

Le Docteur H. GESLAND

ANCIEN INTERNE DES HOPITAUX DE PARIS
ANCIEN PRÉPARATEUR A LA FACULTÉ DE MÉDECINE

———

PARIS

G. STEINHEIL, ÉDITEUR

2, RUE CASIMIR-DELAVIGNE, 2

—

1897

INTRODUCTION

Parmi les opérations courantes de la chirurgie actuelle, il en est peu pour lesquelles il y ait plus de procédés proposés et employés que pour la cure radicale de la hernie crurale. Celle-ci en effet se présente sous tant d'aspects variés, il y a tellement de différence, au point de vue du traitement, entre la petite pointe de hernie et ces énormes sacs contenant tout l'épiploon, une grande partie de l'intestin ; entre la cure radicale pratiquée chez un sujet jeune et robuste, ou chez un malade, qu'il soit jeune ou vieux, mais à parois faibles, atteint du mal herniaire, qu'elle a nécessairement fait l'objet de nombreuses études. Il y a aussi à considérer ce fait, les malades connaissent les résultats obtenus, ils savent qu'on opère et qu'on guérit, alors, gênés par leur bandage, ils viennent réclamer une opération et poussent le chirurgien à les opérer, en lui faisant valoir des raisons telles, qu'il est contraint de les opérer.

De plus le chirurgien est souvent forcé d'intervenir pour un étranglement, et bien que les grosses hernies s'étranglent très rarement, il n'en est pas moins vrai que, l'intestin réduit et le sac réséqué, il reste là un anneau crural béant, plus ou moins grand, mais dont les bords tendus et fibreux peuvent être très difficiles à rapprocher et à suturer d'une manière durable. Il faut cependant oblitérer cet orifice sous peine de voir récidiver la hernie dès que le malade reprendra ses occupations.

Cette question de la fermeture de l'anneau crural a, par conséquent, vivement inquiété les chirurgiens, il fallait en effet trouver le moyen de boucher cette ouverture avec quelque chose, puisque, dans la majorité des cas, il était impossible de suturer les bords fibreux de l'anneau. Aussi, pour arriver à ce résultat voit-ou proposer des corps étrangers : des tampons stérilisés, du catgut, etc., et des tissus, tous les tissus environnants, depuis la peau jusqu'à l'os vivant ou décalcifié, en passant par le tissu fibreux et le périoste. Mais, de ces obturateurs ainsi employés, beaucoup présentaient au bout de peu de temps le sérieux défaut de disparaître, de se résorber, laissant... le vide à leur place ; les autres, élastiques et déprimables, cédaient peu à peu au niveau de l'anneau sous la pression de l'intestin et de l'épiploon ; ces faits ont surtout de la tendance à se produire dans les cas de grosses hernies.

En décembre 1892, M. Schwartz, ayant à opérer une énorme hernie crurale, eut pour la première fois l'occasion d'employer un procédé spécial pour oblitérer l'énorme anneau crural qu'il rencontra au cours de l'opération. Remarquant ce fait qu'il est absolument exceptionnel qu'une hernie traverse un plan musculaire, M. Schwartz eut l'idée de prendre dans le voisinage immédiat de l'anneau crural un lambeau musculaire dont la base, très large et bien nourrie puisqu'elle reste adhérente au muscle, assurait la non-résorption du lambeau, qui était ensuite suturé au pourtour de l'anneau, oblitérant ainsi cet anneau dans lequel le lambeau était enchâssé.

Dans le journal *The Lancet* du 5 novembre 1892, M. Watson-Cheyne, professeur de chirurgie au collège royal d'Edimbourg, publie un autre procédé à lambeau musculaire, il prend le muscle pectiné pour y tailler son lambeau.

Enfin tout récemment, en novembre 1896, au deuxième congrès Pan-Américain, M. A. de Garay, de Mexico, a exposé un troisième procédé de myoplastie pour la cure radicale de la hernie crurale, il se sert d'un lambeau pris dans le muscle couturier.

Dans ce travail, nous ne pourrions passer en revue toutes les méthodes proposées pour la cure radicale de la hernie crurale, il y en a trop et ce n'est pas le sujet que nous comptons traiter, d'autant plus que des travaux récents donnent les procédés ou les résultats et statistiques des diverses et nombreuses méthodes pour la cure radicale de la hernie crurale, il y a en effet la thèse de Mauviez (Lyon, 1894), la thèse de Bresset (Paris, 1895) et enfin la thèse de Douhairet (Lyon, 1896).

Nous voulons étudier seulement la myoplastie dans la cure radicale de la hernie crurale, et donner les résultats éloignés de cette opération, car nous ne connaissons pas de travaux d'ensemble sur la question, de plus, une occasion nous a permis de revoir sur un malade, au cours d'une seconde opération, ce que devenait ce lambeau musculaire, enfin nous avons été fixé sur son avenir par des expériences sur les animaux.

C'est notre savant et si bienveillant maître M. Schwartz qui voulut bien nous permettre d'étudier ce sujet que nous lui avons demandé, frappé que nous étions par la facilité de sa méthode et la beauté des résultats obtenus chez les malades que nous avons revus lorsque nous avions l'honneur d'être son interne. Que cet excellent maître veuille bien agréer, ici, nos plus vifs témoignages de gratitude pour ses conseils , pour l'année que nous avons passée dans le service de ce chef aussi brillant opérateur que savant clinicien.

Nous sommes fier d'avoir été successivement le bénévole, l'externe et l'interne de M. le professeur Tillaux, il y a tout à gagner en écoutant ses leçons et ses cliniques, où le malade est toujours si bien étudié avant l'opération; il y a tant à imiter dans ce maître si bon, si aimé par ses malades, si bienveillant pour ses élèves qui tous ont pour lui un vif sentiment de respectueuse affection.

Nous ne fûmes que trop peu de temps à notre gré l'interne de M. Gérard-Marchant. Nous aurions voulu avoir plus longtemps les leçons et les exemples de ce maître si consciencieux, si méticuleux dans son asepsie et dont les résultats opératoires, dans ce service si chargé de l'hôpital Tenon, montrent que c'est par une attention soutenue qu'on a de brillantes statistiques. Ceux qui ont eu l'honneur d'être ses élèves ont senti de plus combien le maître était toujours disposé à leur être utile ou simplement agréable et que le chef aimé était inséparable de l'ami respecté.

Nous eûmes l'honneur d'avoir comme maître M. Nélaton, qu'il nous permette de le remercier ici de sa bienveillance et de sa cordialité.

Notre premier maître dans notre internat, le professeur Le Fort, nous a charmé par son esprit et étonné par la variété et le nombre de ses connaissances. Une mort brusque et particulièrement douloureuse pour nous, nous priva prématurément de ses conseils et de son exemple, son souvenir ne nous quittera jamais.

Nous eûmes le précieux avantage d'avoir comme chef M. Lejars ; ses talents de clinicien et d'opérateur, son érudition complète, la bienveillance, l'amabilité qu'il a toujours eues pour ses élèves sont pour nous un sujet de vive reconnaissance et nous avons été bien heureux de recourir à sa science dans bien des circonstances.

Tous nos remercîments aussi à nos excellents maîtres, MM. Walther, Guinard et Michaux, qui suppléèrent nos chefs durant notre internat.

Nous avons eu aussi l'honneur d'être l'interne provisoire de MM. Hallopeau, Descroizilles et du regretté Ollivier, nous leur gardons un souvenir bien reconnaissant.

Que les maîtres de notre externat, M. Jules Simon et les regrettés Dujardin-Beaumetz et E. Labbé, soient assurés que nous leur gardons de vifs sentiments de gratitude.

Merci à tous ceux qui nous aidèrent de leur lumière et de leurs conseils dans la voie, souvent si difficile, que nous venons de parcourir. Merci à MM. Josias, Hartmann, Roger, Villemin, Rieffel, Souligoux et Robineau.

M. Tison, médecin en chef de l'hôpital St-Joseph, fut notre premier maître, qu'il veuille bien agréer tous nos remercîments.

Notre ami le Dr Pilliet, chef de laboratoire à la clinique chirurgicale de la Charité, a bien voulu faire l'examen histologique des pièces de cette thèse, nous lui en sommes bien reconnaissant.

CHAPITRE PREMIER

Considérations sur l'anatomie de l'anneau crural.

Ce serait de la prétention de notre part que de vouloir décrire ici d'une façon originale cet anneau crural dont les traités classiques et, en particulier, le *Traité d'anatomie topographique* de M. le professeur Tillaux, donnent une idée aussi claire que juste.

Nous voulons simplement insister ou plutôt faire ressortir certains points d'anatomie qui ont une importance capitale, croyons-nous, dans la cure radicale de la hernie.

Quelles sont les limites de l'anneau crural : d'après la description de M. Tillaux, nous avons un bord antérieur formé par l'arcade crurale, un bord postérieur et externe formé par le muscle psoas-iliaque revêtu de son aponévrose, un bord postérieur et interne formé par le pectiné et l'aponévrose pectinéale. Dans l'angle interne du triangle ainsi formé nous trouvons le ligament de Gimbernat dont la surface et la résistance sont très variables, en dehors nous avons les vaisseaux fémoraux dans leur gaine et, entre cette gaine et le bord libre du ligament de Gimbernat, un espace plus ou moins comblé par un ou plusieurs ganglions lymphatiques et par de la graisse. C'est par cet espace que sort la hernie crurale dans l'immense majorité des cas.

De sorte qu'en pratique, lorsqu'on fait la cure radicale de la hernie, le problème à résoudre est le suivant : oblitérer un orifice dont la circonférence est formée par l'arcade crurale, la gaine des vaisseaux fémoraux, l'aponévrose du pectiné et le ligament de Gimbernat. De ces quatre parties, toutes fibreuses, il y a deux éléments sur lesquels il ne faut pas compter : le ligament de Gimbernat dont l'étendue et la résistance sont très variables et qui dans le cas de hernie a une faiblesse particulière. On doit donc le rejeter si l'on veut faire une suture d'approche où l'on doit se servir de grosses soies et exercer de fortes tractions, ce reproche s'applique également à la gaine des vaisseaux fémoraux, elle n'a pas la force, l'épaisseur suffisantes pour ne pas se laisser déchirer. Il reste donc l'aponévrose du pectiné d'une part et l'arcade crurale d'autre part, toutes deux solides et résistantes.

Elles ne sont cependant pas sans avoir de sérieux inconvénients au point de vue qui nous occupe : l'arcade crurale est solide, mais très tendue, il en est de même pour l'aponévrose du pectiné avec la force en moins. De sorte que si l'on peut, pour une petite hernie, arriver par des points de suture à accoler les deux organes et obtenir dans ce cas de très bons résultats, il n'en sera plus de même pour les grosses hernies et, comme le dit Kramer, « toute tentative de fermer cette ouverture par des sutures échouera toujours ». C'est aussi l'opinion de Watson-Cheyne qui prévoit d'inévitables déchirures du ligament de Poupart ou du fascia pectinéal. C'est cette impossibilité qui a déterminé Delagénière à prendre un lambeau de l'arcade crurale et à aller le suturer à l'aponévrose du pectiné. Enfin,

dans tous les cas, mais en particulier dans le cas de hernies volumineuses le défaut est plus grave, on ne pourra
jamais fermer cet orifice crural aux bords rigides qu'en
accolant l'un à l'autre deux bords et non deux surfaces,
ce qu'il faut toujours chercher à réaliser.

Ce sont précisément ces deux raisons qui ont déterminé
les chirurgiens à faire des autoplasties et des hétéroplas-
ties. Sans vouloir étudier les différentes méthodes em-
ployées, ce qui, ainsi que nous l'avons dit, sortirait du
cadre de notre sujet, nous constaterons simplement ceci,
c'est que d'abord, d'après la statistique de Bresset, il faut
dans tous les cas de hernie crurale faire une cure radicale ;
si on ne la fait pas, 28, 8 0/0 des hernies opérées récidi-
vent et cela dans moins de six mois après l'opération,
tandis que dans le cas contraire 8, 6 0/0 seulement réci-
divent. Enfin Kramer dans les *Arch. f. klin. Chir.* de
1895, page 188, après avoir indiqué pour les grosses hernies crurales un procédé consistant à « effectuer momen-
tanément l'occlusion de la grande ouverture herniaire,
qu'avoisinent soit des os, soit des tissus fibreux voisins
des vaisseaux cruraux, en faisant une série de sutures
profondes tout près de l'os, entre le ligament de Poupart
et le fascia iléo-pectiné ou le fascia des adducteurs », ajoute
« comme on ne rapproche ainsi que des tissus fibreux
mal nourris et peu aptes à se ressouder directement, qu'en
outre les fils de suture coupent facilement, le canal herniaire ne sera bouché en définitive que par un tissu cica-
triciel peu durable ». L'auteur énumère dans le cas de
grosses hernies, celui qui nous occupe, les procédés
suivants. « Détacher du pubis par une opération com-
pliquée un lambeau pédiculé du périoste et l'implanter

dans l'ouverture. » Sur quatre malades ainsi traités, Kramer a eu comme résultats : une récidive grosse comme une tête d'enfant, la hernie primitive étant grosse comme une tête d'adulte, une hernie inguinale dans un second cas, les deux autres malades n'ont pas été revus. L'auteur signale d'ailleurs les inconvénients de la méthode. Difficulté d'enlever du pubis qui est étroit un large lambeau de périoste, danger de la nécrose. Il parle ensuite du procédé de Frey, lambeau fibreux pris dans le ligament de Poupart, et après avoir rejeté le procédé de Salza, qui fait un lambeau dans l'aponévrose du pectiné, il préfère un procédé mixte, assez compliqué, combinaison de la myoplastie de Schwartz ou de Watson-Cheyne avec la méthode de Frey, il prendrait un lambeau fibreux dans le ligament de Poupart et un lambeau musculaire dans le moyen adducteur ou le pectiné.

Nous avons donné ici le résumé de ce travail de Kramer pour montrer que dans les grosses hernies crurales l'importance d'un lambeau de tissu vivant s'impose, que parmi ces tissus divers énumérés l'auteur accorde le rôle le plus efficace à l'obturation par un lambeau qui sans être simplement un bouchon élastique serait en même temps contractile.

Notre opinion, qui est celle de M. Schwartz et de M. Kramer, est qu'évidemment il y a des hernies crurales qui peuvent se passer de myoplastie ou d'une autoplastie quelconque, mais que pour les grosses hernies, la myoplastie est un procédé de choix ; les considérations anatomiques et pathologiques étant terminées, nous étudierons les trois procédés de myoplastie que nous avons pu trouver dans la science.

CHAPITRE II

Des divers procédés myoplastiques pour la cure radicale de la hernie crurale.

Dans cet exposé nous ne suivrons pas un ordre chronologique d'après la date d'apparition des diverses méthodes. Nous voulons surtout considérer les résultats et après avoir donné l'analyse du procédé de A. de Garay, de Mexico, nous donnerons la traduction presque littérale du procédé de Watson-Cheyne, tel que nous l'avons trouvé dans le journal *The Lancet*; nous terminerons par le procédé de notre maître, M. Schwartz, dont nous avons suivi la pratique, le *modus faciendi* et dont nous avons pu revoir les opérés très longtemps après leur opération; de plus les observations de ces malades viendront tout naturellement à leur place après l'exposé du procédé de notre maître.

§ 1. — Procédé de A. de Garay.

M. de Garay, de Mexico, a exposé au 2ᵉ Congrès Pan-Américain qui a eu lieu du 16 au 19 novembre 1896 un procédé pour la cure radicale de la hernie crurale dont voici les divers temps, résumés dans le compte rendu du Congrès qu'a donné la *Semaine médicale* du 23 décembre 1896, p. 516.

1° Incision des téguments au niveau de la hernie, on

dissèque et on résèque le sac par les procédés connus ;

2° On pratique une incision longitudinale de la peau le long du bord interne du couturier qu'on découvre ;

3° On divise ensuite le couturier en deux moitiés par une incision longitudinale parallèle à ses fibres ;

4° On sectionne perpendiculairement la moitié interne de manière à obtenir un lambeau interne longitudinal :

5° On fait ensuite une incision de la peau unissant celle qui a été pratiquée au niveau de la hernie à celle qui a découvert le muscle, ces incisions représentent une H irrégulière ;

6° On porte alors le lambeau musculaire dans l'incision transversale ;

7 On suture l'extrémité du lambeau musculaire à l'arcade crurale, au ligament de Gimbernat et au pectiné ;

8° On suture la peau.

Avec de légères modifications, ce procédé serait applicable, dit l'auteur, à la cure radicale de la hernie inguinale, on suture le lambeau aux piliers de l'anneau inguinal. Il serait même, dit-il, d'une rapidité et d'une facilité plus grandes que le procédé de Bassini.

§ 2. — Procédé de Watson-Cheyne.

M. Watson-Cheyne, dans le journal *The Lancet* du 5 novembre 1892, publie un procédé de cure radicale de hernie crurale au moyen d'un lambeau musculaire pris dans le péctiné, et il donne deux observations de malades opérés par ce procédé.

Après avoir constaté que les résultats obtenus après la

cure radicale de la hernie inguinale sont bien supérieurs à ceux de la cure radicale de la hernie crurale, où l'on se contente, dit l'auteur, d'essayer d'approcher le ligament de Poupart vers l'aponévrose du pectiné. De deux choses l'une, écrit-il, ou l'aponévrose du pectiné résiste et alors la tension est si forte que la ligature coupe très souvent le ligament ; ou bien, et c'est ce qui lui est arrivé le plus souvent, c'est l'aponévrose du pectiné qui est seule relevée, décollée du muscle et entraînée devant le ligament de Poupart et bientôt la suture coupe l'aponévrose du pectiné. De ces considérations, M. Watson-Cheyne conclut qu'il ne faut pas de tension pour éviter la section du ligament ou de l'aponévrose pectinéale.

Il s'occupait déjà de la question depuis plus d'un an. Il avait pensé à obturer le canal crural avec un lambeau de l'aponévrose du pectiné et lui avait préféré un lambeau du muscle lui-même. Il eut alors connaissance dans le *Centralblatt für Chirurgie* du 20 août que Salzer d'Utrecht se servait d'un lambeau de l'aponévrose du pectiné. Watson-Cheyne pense qu'étant donnée la minceur de cette aponévrose les résultats ne seront pas satisfaisants.

Il procède de la manière suivante : la hernie étant réduite, il suture le collet du sac et va le fixer à la paroi abdominale. Il taille ensuite dans le muscle pectiné un lambeau de dimension suffisante pour remplir sans tension le canal crural et d'une épaisseur égale à tout le muscle. Aux deux angles inférieurs du lambeau il met deux fils, détache le lambeau de l'os, le relève et vient passer ses fils l'un, le plus interne (V. fig. 1) B, derrière le ligament de Poupart. Il fixe ce fil à la paroi abdominale plus haut

que le ligament. Le second fil est fixé, lui, sur le ligament
en C. Il en résulte que le canal crural est complètement
fermé par une épaisse masse musculaire qui ne tarde pas
à contracter des adhérences avec les parois du canal, et,
dit Watson-Cheyne, alors même qu'il y aurait atrophie du

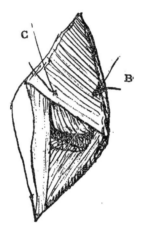

Fig. 1.

lambeau, il n'en resterait pas moins une épaisse masse
fibreuse à oblitérer le canal.

Watson-Cheyne donne ensuite les deux observations
suivantes :

1° Une femme âgée de 47 ans, entre à l'hôpital le 20 juin
1892 pour une hernie crurale datant de 3 ans et du volume
d'une grosse orange. On l'opère le 21 juin et on trouve un
sac déshabité et plein de liquide. On fait le procédé musculaire et la malade sort le 21 juillet, elle ne porte un bandage que peu de semaines et elle est revue le 7 octobre 1892
en excellent état.

2° Une femme de 45 ans, entre à l'hôpital le 27 juin 1892

pour une hernie crurale datant de 8 ans, cette hernie est irréductible en partie. Opération le 28 juin, elle quitte l'hôpital le 21 juillet et elle est revue en excellent état peu de jours après.

REMARQUES SUR LES PROCÉDÉS DE DE GARAY ET DE WATSON-CHEYNE.

Le procédé de M. de Garay part d'un bon principe : combler l'anneau crural par un muscle ; mais il nous semble qu'il est allé chercher bien loin ce qu'il pouvait trouver dans un voisinage beaucoup plus immédiat, de plus cette sangle musculaire et qui restera musculaire, passant pardessus les vaisseaux fémoraux, nous paraît dangereuse, des œdèmes des varices pourraient en résulter. Il y a aussi ces incisions multiples, ce découpage en H de la peau du triangle de Scarpa nous paraît être un luxe et il semblerait que l'auteur ignore les travaux antérieurs de MM. Watson-Cheyne et Schwartz, où ils montrent qu'une seule incision des téguments suffit. Enfin il n'y a pas d'observation jointe à la communication, pas d'expériences et partant pas de résultats éloignés, or nous croyons qu'il est bien difficile d'apprécier une méthode, un procédé dont on ne connaît que le manuel opératoire sans savoir ce qu'il donne dans la pratique. Nous n'apprécierons pas davantage le procédé pour la cure radicale de la hernie inguinale, cette partie sort d'ailleurs du plan du sujet que nous voulons traiter.

Le procédé de M. Watson-Cheyne nous semble bien préférable : le muscle est tout près de l'anneau crural et il se relève convenablement. Dans la pratique cependant il nous semble d'une application délicate, le muscle pectiné étant assez profond, en partie sous la gaine des vaisseaux fémoraux, il y a de plus cet ennui c'est que le muscle pectiné est mince et, dans le cas qui nous occupe, un gros lambeau musculaire, bien nourri, a son importance capitale. L'auteur, du reste, a prévu le cas où son muscle se transformerait en tissu fibreux ; alors pourquoi prendre du tissu musculaire si telle est son opinion, pourquoi prendre tout un muscle et en priver l'économie de son opéré ?

M. Watson-Cheyne donne deux observations de malades opérées par son procédé. A leur sortie de l'hôpital, leur état était, dit-il, très satisfaisant ; ces malades furent revues la première deux mois après l'opération, l'autre « peu de jours après » ; c'est très bien ; mais cela nous semble bien court pour juger de la valeur du procédé et il est regrettable que M. Watson-Cheyne n'ait pas eu l'occasion de revoir ses opérées ou de ne pas publier de résultats éloignés six mois ou mieux un an après l'opération ; nous avons vu fréquemment en effet des hernies qui étaient restées guéries pendant six mois et même un an et qui ont récidivé après ce long laps de temps.

§ 3. — Procédé de Schwartz.

Le malade ayant été baigné et purgé la veille de l'opération, la région ayant été rasée et aseptisée dès le matin, on endort le malade au chloroforme.

L'incision de la peau est faite sur la hernie verticalement. Le sac ayant été disséqué, lié et réséqué, on met à nu la gaine des muscles adducteurs de la cuisse, on l'ouvre et on taille dans le muscle moyen adducteur un lambeau large, beaucoup plus large que l'orifice crural à combler, de sorte qu'il soit un peu plus grand que l'anneau une fois disséqué et rétracté, ce lambeau a la forme d'un U dont l'ouverture regarde l'insertion du muscle moyen adducteur, le pédicule de ce lambeau sera large et épais de manière à en assurer la vitalité. Le lambeau étant disséqué et libéré, on le retourne de manière à ce que sa face superficielle devienne la face profonde et on l'enfonce, on l'enchâsse dans l'anneau crural ; on le suture alors avec de la soie ou du catgut à l'arcade crurale, à la gaine des vaisseaux fémoraux et à l'aponévrose du pectiné par un nombre de points de suture variable suivant la taille de l'anneau crural à oblitérer. Cela fait, le segment inférieur de notre section est soigneusement ligaturé de manière à ce que la tranche du muscle moyen adducteur resté en place ne saigne pas. On referme ensuite la gaine des adducteurs et on suture la peau.

Telle est l'opération telle que la pratique notre maître. Il ne nous appartient peut-être pas de la juger ; mais cependant qu'il nous soit permis de dire en sa faveur que le moyen adducteur est facile à atteindre, que son épaisseur est suffisante pour qu'on ne soit pas dans l'obligation de compromettre sa fonction en prenant un lambeau intéressant tout le muscle, que serait-on même dans cette nécessité on aurait la suppléance des autres muscles. En tous cas, chez aucun des malades dont on va lire l'histoire nous n'avons jamais noté de troubles fonctionnels consécutifs dans la physiologie des adducteurs, il n'y a pas plus de hernies musculaires, pas de douleurs, pas de

fatigue. Enfin les résultats éloignés des observations qui
suivent montrent que s'il est le plus facile à exécuter, ce

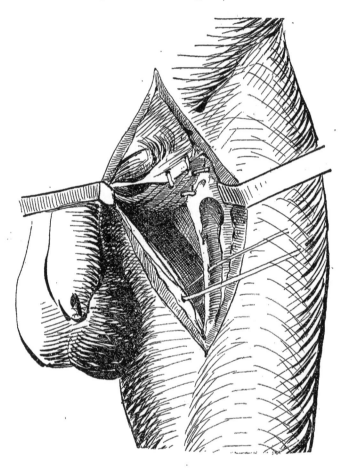

FIG. 2.

procédé donne aussi les résultats les plus durables qui
aient été publiés jusqu'à ce jour à propos de la myoplastie
dans le cas qui nous occupe (V. fig. 2).

OBSERVATIONS

Observation I.

Double hernie crurale

(communiquée par M. Schwartz au *Congrès*
de chirurgie de 1893).

W. C..., âgé de 56 ans, charretier, entré le 5 décembre
1892, hôpital Cochin, salle Gosselin, n° 14.

Rien à signaler dans ses antécédents.

Il est par profession obligé de manier de lourdes pièces
de vin.

Vers 1885, il s'aperçoit de la présence d'une hernie et
va consulter au Bureau central, en 1886, sa hernie ayant
beaucoup augmenté de volume. On lui fit porter un bandage qui devint bientôt insuffisant, sa hernie passant sous
l'appareil.

En 1891, nouvelle hernie crurale, droite, cette fois, né-
cessitant le port d'un bandage crural double. Les coliques
et les envies de vomir sont telles que fréquemment le malade est obligé d'interrompre son travail.

En *novembre* 1892, le malade ne pouvant plus travailler,
entre à l'hôpital. On trouve une hernie crurale gauche
grosse comme une tête d'enfant, facilement réductible et
après réduction, on peut faire pénétrer deux doigts dans

l'anneau crural élargi, la hernie se reproduit sous le moindre effort. Du côté droit simple pointe de hernie crurale.

Le 12 *décembre* 1892. — *Opération*. Le sac ayant été lié
et réséqué, on ouvre la gaine des adducteurs, on taille un
lambeau, comme nous l'avons décrit, et on le fixe par
10 points de suture au catgut. Pansements à l'ouate stéri-
lisée. Du côté droit on ne fait pas de myoplastie, on se contente du procédé habituel.

Les suites de l'opération furent parfaites.

Le 2 *janvier* 1893, le malade commence à se lever et le
17 il sort de l'hôpital guéri et portant un bandage crural
double.

Le 15 *mars* 1893, le malade est revu, il ne présente
aucune trace de récidive.

Le 7 *mars* 1897, nous revoyons le malade, il a porté irrégulièrement son bandage et a eu une bronchite, il a une
double récidive, la hernie droite est actuellement grosse
comme une noix, la hernie gauche, celle qui était si volu-
mineuse, est actuellement du volume d'un œuf de pigeon ;
il y a un an, en 1896, que le malade s'est aperçu de cette
récidive. Comparativement à son état antérieur le malade
se trouve absolument guéri.

OBSERVATION II.

Hernie crurale droite étranglée (Résumée).

A. M. J. B..., âgée de 49 ans, cuisinière, entrée à l'hôpital Cochin, salle Sédillot, n° 12, le 26 janvier 1894.

La malade, à la suite d'un effort, avait contracté depuis
6 ans, une hernie crurale gauche, on lui fit la cure radicale et elle sortit guérie le 6 septembre 1893.

Le 26 *janvier* elle revint à l'hôpital, du côté gauche le résultat était excellent, aucune impulsion à la toux, elle était rentrée pour une autre hernie crurale du côté droit cette fois qui apparut à la suite d'un effort en septembre 1893. Le 26 janvier 1894 cette hernie s'étrangla. Cette dernière est du volume d'une mandarine et irréductible. On l'opère immédiatement en prenant un lambeau du moyen adducteur. Les suites furent excellentes et la malade sort absolument guérie le 15 février. Depuis elle ne s'est jamais représentée à l'hôpital et nous ne l'avons plus revue.

OBSERVATION III.

Hernie crurale double (Inédite).

E. G..., femme L. F..., 54 ans, entrée à l'hôpital Cochin, salle Sédillot, n° 1, le 27 janvier 1894.

Dans ses *antécédents* nous trouvons à signaler, son père mort à 65 ans, tuberculeux et ayant eu deux hernies, deux frères également morts de tuberculose pulmonaire.

Le début des accidents qui nous occupent remonte à 1879. La malade, à la suite d'une chute d'omnibus, s'aperçut qu'elle avait à droite une hernie grosse comme un œuf, elle porta un bandage.

En 1891, à la suite d'un faux pas, il s'en produisit une autre à gauche.

Le 3 *janvier* 1894, la hernie du côté droit s'étrangla, mais elle put être réduite par le taxis.

A son entrée à l'hôpital, on constate à droite, la présence d'une hernie crurale irréductible de la grosseur d'un œuf, à gauche, une hernie crurale également irréductible de la grosseur d'un œuf de pigeon.

Le 30 *janvier*. — *Opération*.

A droite, on trouve un sac très mince, serré au niveau de son collet par une sorte d'anneau fibreux qui adhère fortement à l'épiploon qui est seul contenu dans le sac. Résection de l'épiploon et du sac. Quoique l'anneau soit relativement étroit, on l'obture avec un lambeau du moyen adducteur, car c'est une hernieuse à tissus relâchés.

A gauche, on n'est pas obligé d'employer de lambeau musculaire, huit jours après les fils sont enlevés.

Le 22 *février* 1894, la malade sort guérie.

Le 7 *mars* 1897, en recherchant cette malade nous eûmes de sa fille les renseignements suivants :

Pendant 6 mois la malade porta un bandage, au bout de ce temps se trouvant complètement guérie elle le quitta et put vaquer à ses occupations sans aucune récidive, bien qu'elle fût atteinte de tuberculose pulmonaire dont elle mourut le 2 août 1895.

OBSERVATION IV.

Hernie crurale gauche (Inédite).

B. J..., 55 ans, corroyeur, entré à l'hôpital Cochin, le 3 décembre 1895, salle Gosselin, n° 7.

Entre à l'hôpital pour une fracture de côtes ; une fois guéri de son traumatisme, il demande à être opéré d'une hernie crurale gauche qui a présenté diverses péripéties :

Le début de son affection remonte à 15 ans ; deux ans après, sans s'en être aperçu, le malade est pris de phéno-mènes d'étranglement dont un taxis triompha ; quelque temps plus tard, ayant oublié de mettre le bandage qu'il portait depuis son premier accident, le malade est pris à nouveau de phénomènes d'étranglement, la hernie put encore être réduite. Mais le bandage devint insuffisant et vers juin 1895 le malade s'aperçut que sa hernie passait sous le bandage.

La hernie est complètement réductible lorsqu'on l'opère le 17 décembre 1895, par le procédé décrit.

Le 25 *décembre*, on enlève les points de suture, la cicatrisation est parfaite.

Le 4 *janvier*, le malade sort de l'hôpital.

Revu le 7 *mars* 1897, le malade est enchanté de son opération, comme son bandage le gênait il ne l'a porté que 15 jours ; le résultat est excellent et malgré le dur métier et l'âge de notre malade il n'y a pas la moindre impulsion à la toux.

OBSERVATION V.

Epiplocèle crurale droite (Inédite).

Cr. M. Vve A... âgée de 34 ans, blanchisseuse, entre à l'hôpital Cochin, le 19 février 1896, salle Sédillot, n° 4 *bis*.

Le début de l'affection remonte à dix ans, la malade faisait, pour son métier, des efforts violents et répétés. Elle s'aperçut qu'elle avait dans l'aine droite une tumeur de la grosseur d'une noisette rentrant facilement. Elle eut de temps en temps de vives douleurs, la hernie augmentait ; en 1889, à l'occasion d'une grossesse la hernie disparut pour reparaître ensuite.

Actuellement on trouve une épiplocèle irréductible de la grosseur d'une mandarine.

Opération le 8 mars, on enlève les fils, le 14 la malade s'en va guérie.

Le 7 *mars* 1897, la malade est revue en excellent état, elle a porté six mois son bandage, elle continue son métier de blanchisseuse, soulève des fardeaux, et il n'y a pas d'impulsion à la toux.

Observation VI.

Hernie crurale récidivée (Inédite).

B. L..., mégissier, 27 ans, entre à l'hôpital Cochin le 15 juin 1896, salle Gosselin, n° 4.

Le malade a été opéré en février 1894, d'une hernie crurale gauche, on ne lui a pas fait de myoplastie, il sort guéri.

En 1896, il fait un faux pas, fait un violent effort et sa hernie récidive. C'est un homme blond et pâle, très peu musclé, aux parois abdominales sans tonicité.

La hernie récidivée actuelle est grosse comme un œuf, elle n'a jamais été plus grosse ; mais elle est irréductible, c'est de l'épiplocèle.

Le 20 *juin, opération.* — Le collet du sac est épaissi et l'épiploon adhérent ; pour faire la cure radicale on tente d'employer le procédé de Delagénière ; mais l'arcade crurale est trop mince, on se sert d'un lambeau du moyen adducteur.

Le malade sort guéri le 20 juillet ; revu le 7 mars 1897, le relâchement de la paroi abdominale s'est encore accentué, elle s'est encore affaiblie ; mais il n'y a pas de récidive.

Observation VII.

Hernie crurale droite (Inédite).

M. J..., femme de ménage, âgée de 39 ans, entre à l'hôpital Cochin, le 27 décembre 1896, salle Richer, n° 3.

A la suite d'un travail fatigant, la malade a contracté une hernie crurale droite il y a un an environ. Il y a deux mois le volume de la hernie devint tel que la malade ne pouvait continuer son travail.

On l'opère par le procédé indiqué.

La malade sort radicalement guérie le 11 février 1897 ; sortie retardée par suite de la suppuration d'un fil.

Elle n'est pas revenue à l'hôpital.

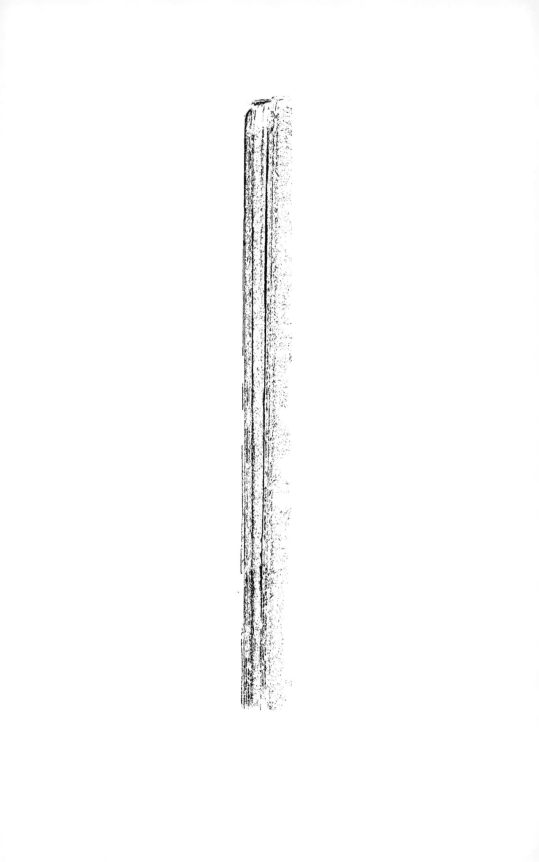

Résumé.

La première de nos observations est la seule où nous ayons constaté une récidive, et si l'on veut bien se donner la peine d'étudier l'histoire de ce malade on considérera qu'il est âgé, qu'il a porté son bandage irrégulièrement, qu'il a eu une bronchite et qu'enfin il a un métier très pénible, de plus c'était la première fois que notre maître pratiquait cette opération.

La récidive est peu de chose relativement puisque le malade est resté un an guéri, que le volume de la nouvelle hernie est celui d'un œuf, la hernie primitive ayant le volume d'une tête d'enfant.

Chose capitale, le malade qui, avant l'opération, ne pouvait plus travailler malgré un bandage a toujours pu vaquer à ses occupations, dans les mêmes conditions, depuis que la myoplastie lui a été pratiquée, ce n'est donc plus un impotent. Il faut donc que l'oblitération ainsi effectuée et peut-être insuffisante ait eu l'heureux résultat de lui permettre de suffire à ses besoins. Il y a enfin une autre remarque à faire. C'est que du côté droit, où l'on s'est contenté, vu le faible volume de la hernie, de faire simplement la suture de l'arcade à l'aponévrose pectinéale, la hernie a récidivé avec son volume primitif. Il est permis de se demander ce que serait devenu ce malade si on ne lui avait pas fait la myoplastie du côté gauche.

Notre deuxième observation présente le défaut suivant. Nous n'avons pas pu retrouver et revoir la malade ; étant donné que si elle avait eu une récidive elle serait revenue, comme tant d'autres, réclamer de nouveaux soins, nous pouvons la considérer comme définitivement guérie ; nous eussions préféré constater cette guérison.

La troisième observation est très démonstrative : bien que le sujet ait été de souche tuberculeuse et qu'elle-même soit morte de cette affection, la guérison absolue s'est maintenue jusqu'à la mort de la malade quinze mois après l'opération.

Il en est de même pour notre quatrième malade, malgré son âge, malgré sa rude profession, quinze mois après l'opération nous l'avons revu absolument guéri.

Même remarque pour l'observation n° 5, où nous trouvons treize mois après l'opération la malade en excellent état.

Nous en dirons autant de notre sixième malade.

Notre dernière malade est encore bien récemment opérée pour que nous en puissions tenir un compte exact. Elle ne figure dans ce travail que pour montrer que nous avons tenu compte de tous les cas de myoplastie pour la cure radicale de la hernie crurale que nous avons pu rencontrer.

Nous regrettons que les observations que nous venons de passer en revue ne soient pas plus nombreuses ; mais celles que nous avons recueillies et les malades que nous avons revus montrent que le résultat obtenu est infiniment supérieur à celui indiqué dans la statistique de la thèse de Bresset, dans laquelle nous trouvons avec tous les autres procédés de cure radicale une proportion de récidives de 8,6 0/0.

Ce petit nombre de myoplasties dans un service aussi chargé que celui de M. Schwartz montre encore ceci, c'est que toute hernie crurale n'est pas justiciable de la myoplastie.

CHAPITRE III

Indications de la myoplastie.

En présence d'une hernie crurale qu'on doit traiter, bien des cas sont à considérer et la manière d'agir variera avec ces multiples circonstances.

Nous n'opérerons les diabétiques, les albuminuriques et les tuberculeux qu'en cas d'étranglement, ou quand la hernie par son irréductibilité, son volume et les douleurs qu'elle occasionne, mettra en danger les jours de notre malade.

Dans les cas de petite hernie, nous nous contenterons de suturer l'arcade à l'aponévrose du pectiné.

Dès que la hernie atteindra un volume moyen nous ferons la myoplastie par le procédé de Schwartz, estimant que le lambeau musculaire donne les meilleurs résultats et que le procédé de notre maître est le plus simple et en même temps le plus pratique. Ainsi qu'il le recommande, nous ferons porter à nos opérés un bandage pendant six mois, de manière à laisser au muscle le temps de contracter de solides adhérences avec l'anneau crural.

Opérerons-nous toujours? non, outre les cas que nous avons cités au début de ce chapitre, il en est d'autres où l'opération nous semble devoir être rejetée : chez les vieillards, chez les individus à hernies multiples, atteints de la maladie herniaire, dont les hernies sont réductibles, nous préférons leur faire porter un bandage contenant bien la hernie, car, dans ces cas, quel que soit le procédé employé, la récidive se produira presque toujours.

CHAPITRE IV

Avenir histologique du lambeau musculaire.

Que devient le lambeau musculaire ainsi transplanté dans l'anneau crural ? devient-il fibreux ? Watson-Cheyne regarde le fait comme très possible et ne s'en plaint pas, l'anneau crural étant oblitéré dans tous les cas. Il est vrai que l'auteur n'a pas fait d'expériences à ce sujet et qu'il n'a pas eu non plus l'occasion de revoir à l'autopsie ou dans une seconde opération le lambeau musculaire dont il s'est servi.

Plus heureux que lui nous pouvons présenter deux ordres de fait :

Dans le premier cas il s'agit d'un opéré de cure radicale de hernie inguinale faite au moyen d'un lambeau musculaire pris dans le muscle droit de l'abdomen, M. Schwartz eut occasion d'opérer ce malade pour une autre affection que celle qui avait nécessité la première intervention et il constata que le lambeau musculaire était absolument normal et qu'il avait tout à fait l'apparence d'un muscle accessoire, au-dessous du petit oblique et fermant très solidement le canal inguinal, or, il y avait plus d'un an que la première opération, la myoplastie, avait été faite et le muscle était resté muscle.

Nous ne nous contentâmes pas de ce résultat remarquable et nous entreprîmes une série d'expérimentations et

de recherches sur le chien. Nous opérâmes successivement quatre animaux.

Les deux premiers, malgré tous nos soins, succombèrent
par suite de certaines circonstances en quarante-huit heu-
res ; ils n'entrent pas en ligne de compte.

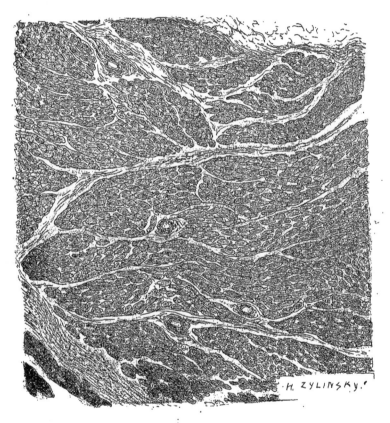

FIG. 3.

Le troisième se comporta mieux, nous fîmes chez lui la
même opération que chez l'homme. Un lambeau du moyen
adducteur fut inséré dans l'anneau crural, l'animal opéré
fin décembre 1896 fut sacrifié le 20 février. Nous trouvâ-
mes notre muscle en parfait état au point de vue macros-

copique, pour plus de sûreté, notre ami Pilliet en fit des coupes (figure n° 3). On peut voir que le tissu représenté très fidèlement est du tissu musculaire normal et ne pré_ sente aucune trace d'atrophie.

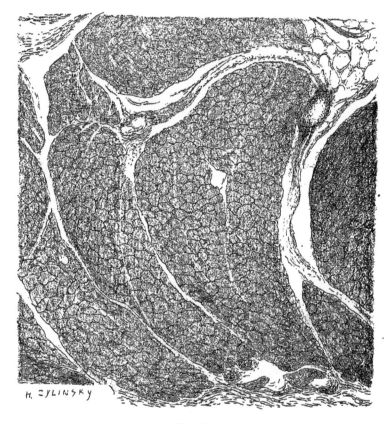

Fig. 4.

Notre quatrième animal fut opéré de la manière suivante: nous prîmes un lambeau formé par un faisceau du muscle grand pectoral et nous l'avons suturé à l'aponévrose du grand oblique. Un mois après l'opération nous retrouvâ- mes notre muscle d'aspect absolument normal, légèrement graisseux dans les interstices des faisceaux musculaires, ce qui n'est pas surprenant l'animal étant très gras, c'est une coupe de ce lambeau que représente notre figure 4.

De cet ensemble de faits il résulte que le lambeau musculaire reste bien muscle. De plus dans nos expériences sur les animaux, si notre lambeau avait dû s'atrophier, se transformer en tissu fibreux, le microscope aurait permis de s'en rendre compte dans un délai bien plus court que celui que nous avons indiqué.

CONCLUSIONS

I. — Toutes les hernies crurales opérables n'exigent pas la myoplastie comme cure radicale.

II. — Les moyennes et surtout les grosses hernies seront traitées très avantageusement par ce procédé.

III. — La statistique montre que le meilleur procédé est celui de Schwartz, les récidives sont exceptionnelles par cette méthode : nous n'avons eu qu'une seule récidive, et encore le malade a été très amélioré.

IV. — Le lambeau musculaire reste un muscle.

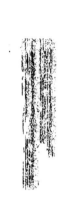

BIBLIOGRAPHIE

Tillaux. — *Traité d'anatomie topographique.*
Schwartz. — *Congrès de chirurgie*, 1893.
Bresset. — Th. de Paris, 1895.
Kramer. — *Arch. f. klin. Chir.*, 1895, B. 50.
Watson Cheyne. — *The Lancet*, 5 novembre 1892.
Mauviez. — Th. de Lyon, 1894.
Salzer. — *Centralblatt f. Chirurgie*, 20 août 1892, n° 33.
Douhairet (Louis). — Th. de Lyon, 1896.
E. de Garay. — *Semaine médicale*, 23 décembre 1896, p. 516.
Delagénière. — *Arch. prov. de Chir.*, 1896.

Imp. G. Saint-Aubin et Thevenot. — J. Thevenot, successeur, Saint-Dizier (Haute-Marne).